Lamine Ghanem Lakhal

Insuficiência renal aguda em terapia intensiva

Lamine Ghanem Lakhal

Insuficiência renal aguda em terapia intensiva

ScienciaScripts

Imprint

Cover image: www.ingimage.com

This book is a translation from the original published under ISBN 978-3-8416-7735-8.

Publisher:
Sciencia Scripts
is a trademark of
Dodo Books Indian Ocean Ltd. and OmniScriptum S.R.L publishing group

120 High Road, East Finchley, London, N2 9ED, United Kingdom
Str. Armeneasca 28/1, office 1, Chisinau MD-2012, Republic of Moldova, Europe
Managing Directors: Ieva Konstantinova, Victoria Ursu
info@omniscriptum.com

Printed at: see last page
ISBN: 978-620-8-39805-7

INSUFICIÊNCIA RENAL AGUDA NOS CUIDADOS INTENSIVOS

LAMINE GHANEM LAKHAL

Índice

1. INTRODUÇÃO :

A insuficiência renal aguda em cuidados intensivos representa um fator independente de mortalidade (1,2). A prevalência de insuficiência renal aguda em doentes com instabilidade hemodinâmica no contexto dos cuidados intensivos pode atingir 50% (2), utilizando os critérios clássicos de definição de insuficiência renal aguda (3,4). A redução da taxa de filtração glomerular exprime-se biologicamente por uma acumulação de produtos residuais azotados (creatinina) e clinicamente por uma redução da diurese.

A definição de disfunção renal baseia-se nos critérios KDIGO de 2012, que combinam um parâmetro clínico, representado pela taxa de diurese, e um parâmetro biológico, que avalia a variação dos níveis de creatinina.

A utilização da perfusão renal como método de avaliação da função renal não é recomendada. A medição por Doppler do índice de resistência renal é utilizada principalmente para selecionar, triar e prevenir lesões renais.

A divisão etiológica clássica da insuficiência renal em lesões pré-renais, renais e pós-renais é válida nas unidades de cuidados intensivos.

A gravidade da insuficiência renal aguda pode ser avaliada utilizando os mesmos critérios que definem a lesão renal aguda. O parâmetro "peso" não é tido em conta pelos critérios KDIGO, a definição de LRA e a avaliação da gravidade da disfunção renal na população pediátrica baseiam-se nos critérios RIFLES modificados (p RIFLE).

A prevenção da LRA passa pela identificação dos indivíduos em risco e pela otimização das condições hemodinâmicas sistémicas e loco-regionais. A utilização de produtos com potencial nefrotóxico deve ser cuidadosamente ponderada em termos de benefício e risco.

A insuficiência renal peri-operatória é definida da mesma forma, com envolvimento predominantemente pré-renal e renal. O envolvimento pós-renal não é raro e deve ser sistematicamente excluído na presença de anúria pós-operatória através de um simples exame de ultrassom.

O tratamento é sintomático até ao desaparecimento da lesão renal. A depuração extra-renal está indicada em situações de sobrecarga, hipercaliemia e acidose devido a uma diminuição da capacidade de acidificação renal. Outras indicações devem ser discutidas caso a caso.

A utilização de diuréticos de ansa não é sistemática, mas deve ser considerada em situações de hipervolémia e sobrecarga, e de forma temporária.

Não é recomendada a utilização de dopamina em doses baixas (dose renal) para permitir a vasodilatação dos territórios esplâncnicos e da artéria aferente renal.

Se for necessário estimar a taxa de filtração glomerular (TFG), as fórmulas estimadas (Cockroft-Gault, MDRD, CKD-EPI) não devem ser utilizadas nos cuidados intensivos ou nos doentes em pós-operatório, devendo provavelmente ser utilizada a fórmula de cálculo da depuração da creatinina (UV/P creatinina).

2. DEFINIÇÕES :

As definições actuais utilizam os critérios KDIGO que, para além de definirem a LRA, permitem avaliar a gravidade através de critérios clínico-biológicos (alteração da taxa de diurese e aumento dos níveis de creatinina), sendo preferível utilizar uma terminologia específica que corresponda às diferentes fases do sofrimento renal, desde a agressão ao dano e à fase de disfunção (Figura 1) (5).

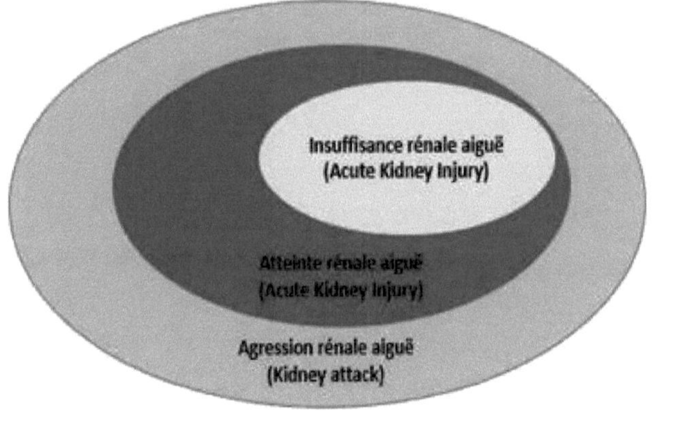

(5)

Figura 2: Insuficiência renal aguda: da agressão à disfunção.

Foram salientadas as limitações da creatinina na avaliação desta taxa de filtração, tornando-a um marcador imperfeito (dependente da massa muscular, acumulação tardia em comparação com a alteração da taxa de filtração glomerular (Figura 2) (5). No entanto, a disponibilidade quase ubíqua da medição da creatinina plasmática, o seu baixo custo e a familiaridade com a sua utilização fazem dela o biomarcador renal com a melhor relação qualidade/preço para definir a insuficiência renal aguda (5).

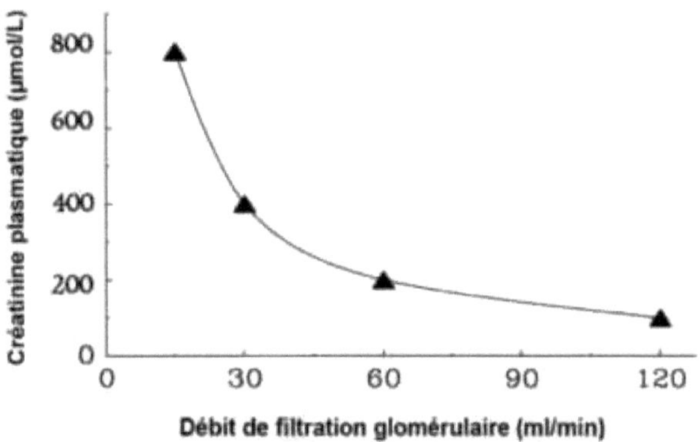

Figura 2: Relação entre a taxa de filtração glomerular e os níveis de creatinina

O nível de ureia depende não só da função renal, mas também de muitos outros parâmetros, o que faz com que a sua medição seja um mau biomarcador da filtração glomerular (6). Estes parâmetros são representados por :

- Ingestão de proteínas na dieta.
- Catabolismo das proteínas no organismo.
- O estado de hidratação da pessoa.
- Hemorragia gastrointestinal.

Existem também as chamadas variações fisiológicas:

- A gravidez reduz a sua concentração em 30-60%.
- Idade: a concentração diminui nos bebés (-30%) e aumenta nos adultos com mais de 55 anos (+20%).
- Sexo: devido à diferença de massa muscular, a ureia é mais elevada nos homens do que nas mulheres (5%).
- Um esforço prolongado pode aumentar a concentração em 20%.
- Jejum prolongado (reduz significativamente a concentração de ureia).

Pelo menos um dos três critérios seguintes tem de estar presente nos critérios KDIGO:

- Um aumento da creatinina plasmática de 26,5 mmol/L em 48 horas.
- Um aumento da creatinina plasmática de 1,5 vezes o valor de referência nos últimos 7 dias.
- Diurese < 0,5 ml/kg/h durante 6 horas.

A classificação KDIGO representa uma síntese optimizada das duas classificações combinadas pré-existentes (RIFLE e AKIN), elaboradas por grupos internacionais de peritos compostos por nefrologistas e reanimadores para caraterizar a gravidade da insuficiência renal aguda (84).

Nas crianças, o diagnóstico de insuficiência renal aguda deve provavelmente ser efectuado utilizando a classificação RIFLE modificada para a pediatria (pRIFLE) (quadro 8).

Existem outros marcadores utilizados muito mais para detetar o mecanismo de lesão do tecido renal e não para o diagnóstico de insuficiência renal devido ao custo e à falta de estudos clínicos, sendo os mais conhecidos (7):

- Cistatina C.
- Molécula de lesão renal-1 (KIM-1).
- Lipocalina associada à gelatinase de neutrófilos (NGAL).
- Interleucina-18 (IL-18).
- β2-microglobulina.

O estudo da perfusão renal por Doppler pulsado parenquimatoso, ou por avaliação semi-quantitativa com Doppler a cores, ou por ecografia renal com contraste, parece ser um método promissor para o diagnóstico precoce da lesão renal.

O progresso na utilização de métodos não invasivos (ultra-sons) para o diagnóstico e monitorização de várias patologias em situações de emergência e de cuidados intensivos permite o estudo da perfusão renal através do método Doppler como parte da avaliação da função renal.

O estudo da perfusão renal com Doppler do parênquima renal permite, provavelmente, detetar precocemente os doentes em risco de desenvolver insuficiência renal aguda, de modo a que se possam planear as chamadas estratégias preventivas. (8)

Vários métodos de avaliação da perfusão renal podem ser utilizados na ecografia renal. Eles são representados por :

- Escala de avaliação semi-quantitativa da perfusão renal com Doppler a cores.
- Ultrassom com contraste (CEUS).
- Índice de resistência vascular renal (RRI).

A avaliação semi-quantitativa com Doppler a cores é utilizada para determinar uma escala de avaliação da perfusão renal que varia de 0 (sem vasos identificáveis) a 3 (vasos visíveis até às artérias arteriais).

A ultrassonografia combinada com a injeção de ultra-sons com contraste (CEUS) permite medir dois índices: o tempo médio de trânsito e o volume sanguíneo relativo. A relação entre estes dois índices reflecte a perfusão visceral.

Os dados humanos sublinham a heterogeneidade dos resultados obtidos e a falta de correlação entre os índices derivados da CEUS e os dados da macro ou microcirculação renal (9).

O estudo da perfusão renal com Doppler pulsado permite medir dois índices:

- O índice de resistência renal (IRR) deduzido das velocidades sistólica e diastólica

$$\text{Index de résistance rénal} = \frac{Vitesse\ systolique - Vitesse\ diastolique}{Vitesse\ systolique}$$

- O índice de pulsatilidade (PI), que é calculado a partir das velocidades sistólica, diastólica e média.

$$\text{Index de pulsatilité} = \frac{Vitesse\ systolique - Vitesse\ diastolique}{Vitesse\ moyenne}$$

O perfil da circulação renal é não resistivo, sendo o índice de resistência renal o mais adequado, uma vez que o índice de pulsatilidade é utilizado para circulações com perfil resistivo (por exemplo, vasos dos membros superiores e inferiores).

O índice de resistência renal tem sido utilizado como ferramenta de diagnóstico e indicador de prognóstico da insuficiência renal aguda em vários estudos. Encontramo-lo como :

- Diagnóstico da rejeição precoce de transplantes renais (10).
- Método para avaliar o impacto da obstrução ureteral na função renal (11).
- Técnica de avaliação do risco de insuficiência renal pós-operatória (12).
- Um indicador de prognóstico na insuficiência renal aguda (persistência ou reversibilidade da IRA) (13).

A tabela 1 resume as várias situações clínicas descritas na literatura em que se pode observar um índice de resistência renal patológico (14).

Tabela 1: Índice de resistência renal e possíveis patologias descritas na literatura:

Patologia	Índice de resistência renal	Valor clínico proposto (14)
Nefropatias	>0,75	Indicador de nefropatia túbulo-intersticial (15)
LRA (Lesão renal aguda)	>0,75	Diferenciação entre danos funcionais e orgânicos (16)
Insuficiência renal crónica	>0,80	Indicador de danos irreversíveis
Insuficiência renal crónica	>0,70	Fator independente de agravamento da lesão renal (17, 18)
Obstrução urinária	>0,70	Obstrução completa do trato urinário (10, 19)
Obstrução urinária	TIR delta>0,08- 0,10	
Transplantes de rim	>0,80	Fator de mau prognóstico para transplantes renais (9)
Diabetes tipo 1	>0,64 crianças < 15 anos	Risco de nefropatia diabética(20)
Diabetes tipo 2	>0,70	Indicador de lesão glomerular avançada e/ou arteriosclerose(21)
Diabetes tipo 2	>0,73	Nefropatia diabética progressiva(22)
Estenose da artéria renal	>0,80	Fraca eficácia da revascularização percutânea (13)
Cirrose hepática	>0,78	Risco de síndroma hepatorenal (23)

A classificação etiológica clássica em insuficiência renal pré-renal, parenquimatosa e pós-renal continua a ter interesse na prática clínica. Nos cuidados intensivos, as etiologias da insuficiência renal aguda podem ser classificadas da seguinte forma (5) :

- Insuficiência renal funcional aguda (30-60%) devido a uma queda da pressão de perfusão renal ou do fluxo sanguíneo renal.
- Insuficiência renal orgânica aguda em que predomina a necrose tubular aguda (80% das causas parenquimatosas).
- A insuficiência renal obstrutiva aguda é mais rara no contexto dos cuidados intensivos (1-10%), mas deve ser suspeitada e eliminada sistematicamente por ecografia.

3. INSUFICIÊNCIA RENAL AGUDA FUNCIONAL

A insuficiência renal aguda funcional é secundária a uma redução do fluxo sanguíneo renal, que leva a uma hipoperfusão do parênquima renal causando uma lesão renal aguda (25). Trata-se de uma forma de insuficiência renal que deve ser suspeitada no contexto clínico (choque, desidratação, etc.); o diagnóstico de certeza é retrospetivo (retorno à função renal anterior após restabelecimento da perfusão renal normal). A insuficiência renal aguda funcional pode ser causada por várias etiologias:

3.1 Hipovolémia verdadeira :

Corresponde a uma perda real do conteúdo de fluido intravascular (normal = 75 ml/kg), como na hemorragia e na desidratação.

3.2 Hipovolémia relativa :

Em determinadas situações clínicas, pode haver uma incompatibilidade entre o conteúdo vascular e o recipiente devido a fenómenos de vasoplegia (vasodilatação periférica) observados em estados sépticos, reacções anafilácticas ou certas intoxicações por medicamentos cardiotrópicos.

3.3 Disfunção do miocárdio :

O desempenho deficiente da bomba miocárdica, quer diretamente (doença cardíaca isquémica, miocardite) quer indiretamente (tamponamento), pode levar a um baixo fluxo periférico e a uma insuficiência renal funcional.

3.4 Vasoconstrição pré-glomerular :

A vasoconstrição pré-glomerular pode ser induzida por vários factores:

3.4.1 *Anti-inflamatórios não esteróides (AINEs):*

A pressão hidrostática intra-glomerular e a taxa de filtração glomerular dependem da vasodilatação permanente da arteríola aferente do glomérulo. Esta dilatação permanente é devida à produção local de prostaciclinas vasodilatadoras, que são promovidas pelo stress renal crónico (hipovolémia, baixo fluxo prolongado, cirrose, etc.). Os anti-inflamatórios não esteróides inibem a ciclo-oxigenase (COX1, COX2) e reduzem a síntese de prostaglandinas, o que limita a vasodilatação da arteríola aferente renal e favorece uma tendência para a vasoconstrição.

3.4.2 *Utilização de aminas vasoactivas :*

A utilização de doses elevadas de fármacos alfa adrenérgicos promove lesão renal isquémica (vasoconstrição intensa no território de perfusão renal).

3.4.3 *Outros factores que influenciam a Fdmodinâmica intra-renal :*

O uso de certos medicamentos, como a ciclosporina, e a síndrome hepatorrenal, que induz o fígado a produzir mediadores vasodilatadores, são factores que favorecem a hipoperfusão renal.

3.5 Vasodilatação pós-glomerular :

A utilização de inibidores da enzima de conversão (IEC) e de antagonistas da angiotensina II (BRA) é a principal causa de vasodilatação pós-glomerular. A pressão intraglomerular e a taxa de filtração glomerular estão dependentes da vasoconstrição permanente da arteríola eferente do glomérulo por ação local da angiotensina II. Esta ação é favorecida por situações em que o SRAA (sistema renina-angiotensina-aldosterona) está ativado, como a hipovolémia, a estenose bilateral da artéria renal e a coartação da aorta...

Os inibidores da ECA e os sartans reduzem a produção ou a ação da angiotensina II nos seus receptores, o que favorece a vasodilatação da arteríola eferente e uma redução secundária da pressão na câmara glomerular, o que altera a taxa de filtração glomerular.

4. INSUFICIÊNCIA RENAL AGUDA

Tipo de descrição: necrose tubular aguda (NTA).

A necrose tubular aguda é responsável por 80% da insuficiência renal parenquimatosa aguda. Nos cuidados intensivos e de reanimação, várias situações podem levar à insuficiência renal por necrose tubular:

- Isquémia renal prolongada.
- Reacções inflamatórias e sépsis.
- A utilização de produtos de contraste iodados
- A utilização de certos antibióticos (aminoglicosídeos).
- Certas intoxicações com produtos nefrotóxicos (etilenoglicol, etc.).
- Rabdomiólise.

Três mecanismos dominam o dano tubular:

- Isquémia.
- Toxicidade celular direta.
- Obstrução tubular.

O contexto clínico da insuficiência renal aguda é muitas vezes sugestivo. A diurese está preservada em 40% dos casos. A oligo-anúria é observada em 60% dos casos, com uma diurese inferior a 400 ml/24h, ou mesmo anúria (diurese inferior a 100 ml/24h). As causas da necrose tubular aguda são muito variadas:

4.1 Isquémia tubular :

A isquémia tubular pode ocorrer em determinadas situações de stress hemodinâmico prolongado e de perda significativa de fluidos:

- Desidratação.
- Estados de choque.
- Cirurgia de grande porte (aneurisma da aorta abdominal, circulação extracorporal).

4.2 Toxicidade para as células tubulares :

A toxicidade das células tubulares pode ser observada em várias situações:

- A utilização de produtos de contraste iodados.
- A utilização de certos agentes anti-infecciosos (aminoglicosídeos, vancomicina, anfotericina B).
- Em certas intoxicações (ecstasy, etc.).

A hemólise e a rabdomiólise são causas frequentes de necrose tubular aguda em situações de emergência e de cuidados intensivos:

4.2.1 Hemólise aguda :

Devido ao seu tamanho (34-69 kda), a hemoglobina libertada durante a hemólise intravascular aguda é mal filtrada pelos glomérulos, mas existe um efeito tóxico nas células tubulares.

4.2.2 Rabdomiólise :

Quando a mioglobina é libertada na corrente sanguínea, é livremente filtrada pelo glomérulo devido ao seu baixo peso molecular e é endocitada pelas células tubulares, sobre as quais exerce uma toxicidade direta. A mioglobina pode induzir a hipoperfusão renal por vasoconstrição local e pode formar cilindros tubulares com um efeito obstrutivo.

4.2.3 Aminoglicosídeos :

Os aminoglicosídeos induzem disfunção tubular distal com diminuição da concentração de urina. São completa e livremente filtrados pelos glomérulos. Alguns destes aminoglicosídeos são absorvidos pelas células tubulares e, devido à rápida saturação desta absorção, acumulam-se nos lisossomas das células tubulares e induzem toxicidade aguda. A nefrotoxicidade dos aminoglicosídeos é previsível, evitável e, sobretudo, reversível em comparação com a ototoxicidade (cumprimento das regras de prescrição).

4.2.4 Meio de contraste iodado :

A necrose tubular aguda induzida pelo iodo pode ser explicada por dois mecanismos (Figura 3):

- Vasoconstrição medular intensa, que reduz a perfusão tubular.
- Toxicidade direta do iodo nas células epiteliais tubulares.

ème A creatinina plasmática aumenta imediatamente após a injeção do produto, atinge um pico após 48 horas e diminui a partir do 4º dia. A insuficiência renal é frequentemente diurética, raramente oligo-áurica. O primeiro passo para reduzir o risco de toxicidade pelo iodo é avaliar a utilidade do exame radiológico e da injeção do produto iodado e avaliar os indivíduos em risco, suspendendo os medicamentos que possam agravar a insuficiência renal. Alguns sugerem regimes de re-hidratação com soluções cristalóides (3 ml/kg uma hora antes e 12 ml/kg nas seis horas seguintes ao exame). Os benefícios da diálise com iodo foram demonstrados por alguns, mas não por outros.

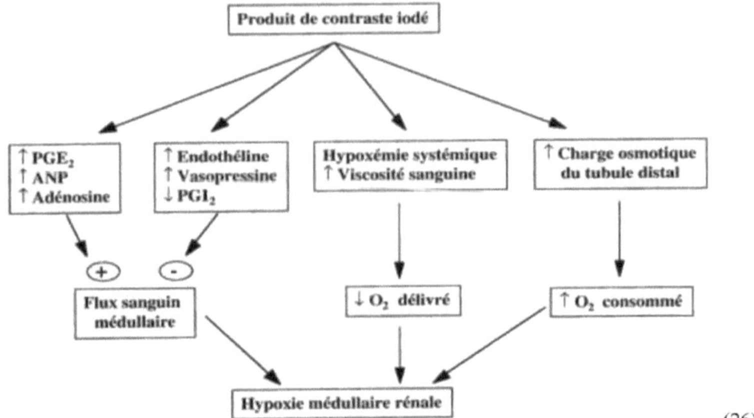

. (26)

Figura 3: Toxicidade dos meios de contraste iodados.

4.2.5 ·Os fenómenos de obstrução tubular:

Certos medicamentos utilizados nos cuidados intensivos podem causar obstrução tubular (aciclovir, metotrexato). A intoxicação por etilenoglicol é outra causa de obstrução.

5. INSUFICIÊNCIA RENAL OBSTRUTIVA AGUDA

Toda a insuficiência renal aguda requer uma ecografia renal assim que é diagnosticada, de modo a excluir uma causa obstrutiva. A presença de dilatação pielo-caliceal indica provavelmente a natureza obstrutiva desta insuficiência renal aguda (Figura 4). A ausência de dilatação do trato urinário torna improvável a insuficiência renal aguda obstrutiva, mas não a exclui completamente (sensibilidade de 85%). Os falsos negativos podem ser devidos a obstrução recente, fibrose retroperitoneal ou desidratação grave. Em doentes de cuidados intensivos e de emergência, a obstrução iatrogénica de cateteres urinários deve ser sempre investigada.

As obstruções funcionais, muitas vezes reversíveis, são observadas após a administração de morfina e após anestesia espinal central.

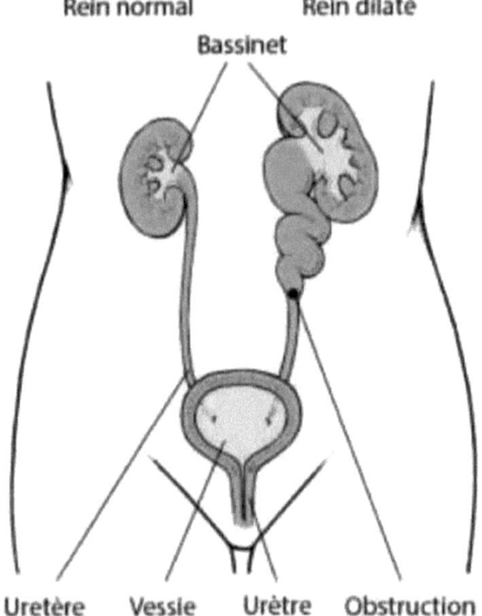

Figura 4: Dilatação das cavidades pielo-calicelares nas obstruções orgânicas

A fisiopatologia das obstruções intra-tubulares é diferente da das obstruções agudas do trato excretor. Num caso de obstruções tubulares, os túbulos estão dilatados e o regime de pressões no trato excretor é normal; na segunda situação, as tensões exercidas nas paredes são significativas e levam à deformação das cavidades pielocecais, sendo, no entanto, as pressões intra-tubulares elevadas, o que vai provocar alteração do ultrafiltrado glomerular (27).

6. AVALIAÇÃO DA GRAVIDADE DA INSUFICIÊNCIA RENAL AGUDA

A gravidade da insuficiência renal aguda é sempre avaliada segundo os critérios KDIGO. Esta classificação (Tabela 2) representa uma síntese das duas classificações clássicas combinadas pré-existentes (RIFLE e AKIN), desenvolvidas por grupos internacionais de peritos para caraterizar a gravidade da insuficiência renal aguda pelos seguintes parâmetros (27,29):

- Mortalidade.
- Progressão para a depuração extra-renal.
- Progressão para insuficiência renal crónica.
- Tempo de permanência nos cuidados intensivos.

Tabela 2: Critérios KDIGO para avaliar a gravidade da insuficiência renal aguda.

Estádio	**Creatinina plasmática**	**Diurese**
1	≥ 26,5 µmol/l ou 1,5 a 1,9 vezes a creatinina plasmática basal	< 0,5 ml/kg/h para Das 6h às 12h.
2	2,0 a 2,9 vezes a creatinina plasmática basal	< 0,5 ml/kg/h para ≥ 12h
3	3,0 vezes a creatinina plasmática basal ou creatinina plasmática ≥ 354 pmol/l ou início de terapia de substituição renal	< 0,3 ml/kg/h durante ≥ 24h ou anúria durante ≥ 12h

(5)

O score AKIN (Acute Kidney Injury Network) (Tabela 3) utiliza um parâmetro clínico, a diurese, e um parâmetro biológico, os níveis de creatinina (26):

Quadro 3: A pontuação AKIN.

Estádio	***Níveis de creatinina***	***Diurese***
1	*Cria 1,5 a 2 x normal ou aumenta em 26,4 μmole em 48h*	*<0,5ml/kg durante 06 horas*
2	*Criação x 2 a 3*	*<0,5ml/kg durante 06 horas*
3	*Creat > x3 ou Creat >350 μmole ou EER*	*<0,3 ml/kg durante 24 horas ou Anúria >12 horas*

(26)

As recomendações do KDIGO não têm em conta a massa muscular, o que constitui um problema para a avaliação em crianças (5). A classificação RIFLE modificada adapta-se muito melhor à população pediátrica (Tabela 4).

Quadro 4: Classificação RIFLE modificada (pediátrica).

Estádio	*Depuração estimada da creatinina no plasma*	*Diurese*
Risco	*Diminuição de >25*	*<0,5 ml/kg/h durante >8 h*
Lesões	*Diminuição de >50*	*<0,5 ml/kg/h durante >16 h*
Falha	*Diminuição de >75% ou <35/ml/min/1,73m^2*	*<0,3 ml/kg/h durante 24 horas ou anúria durante >12 horas*
Perda (perda de função)	*Fase de "fracasso" prolongado > 4 semanas*	
Fase final (insuficiência renal crónica)	*Fase de "fracasso" prolongado > 3 meses*	

(5)

7. PREVENÇÃO DA INSUFICIÊNCIA RENAL AGUDA EM UNIDADES DE CUIDADOS INTENSIVOS

A prevenção da insuficiência renal aguda nas unidades de cuidados intensivos passa essencialmente pela identificação dos indivíduos em risco, pela gestão da hemodinâmica geral e pela prevenção de produtos potencialmente nefrotóxicos.

7.1 Identificação de pessoas em risco :

Os factores de risco para o aparecimento de insuficiência renal aguda são bem conhecidos e requerem um rastreio cuidadoso (Quadro 5). De todos os factores de risco, a lesão renal pré-existente parece ser o preditor mais fiável do aparecimento de insuficiência renal aguda (30). Uma redução de 10 ml/min na depuração da creatinina está associada a um aumento significativo da mortalidade (31).

Quadro 5: Identificação dos factores de risco de insuficiência renal aguda.

Principais factores de risco para a insuficiência renal aguda	
Terreno e patologias	***Contexto***
Idade >65 anos	*Sépsis*
Insuficiência renal crónica	*Instabilidade hemodinâmica*
Sexo masculino	*O período perioperatório*
A raça negra	*Cirurgia de urgência*
IMC>40 KG/m	*Queimaduras extensas*
Hipertensão	*Politraumatismo*
Insuficiência cardíaca congestiva	*Utilização de agentes nefrotóxicos*
Insuficiência hepatocelular	
Insuficiência respiratória grave	
Diabetes	
Patologias neoplásicas	
Anemia	

(32)

7.2 Gestão da hemodinâmica e otimização da oxigenação :

O fluxo sanguíneo renal e a taxa de filtração glomerular são mantidos constantes pela pressão arterial média efectiva (PAM). A Surviving Sepsis Campaign (4) recomenda uma PAM de 65 mmhg. Estes valores podem variar consoante a idade, a presença ou ausência de antecedentes de hipertensão arterial e a capacidade de autorregulação local do fluxo sanguíneo renal. O objetivo da pressão arterial média (PAM) é atingir um equilíbrio entre o conteúdo vascular e o volume vascular (resistência vascular e volume sanguíneo). O volume sanguíneo é avaliado através de uma monitorização adaptada aos recursos e aos hábitos de cada estabelecimento. No entanto, a utilização de hidroxietilamido de elevado peso molecular (Elohes, Voluven) provoca lesões tubulares de nefrose osmótica e nefrotoxicidade (33). As soluções equilibradas devem provavelmente ser preferidas em caso de enchimento vascular importante, mas sem sobrecarga, que é um fator independente de mortalidade. Os vasopressores são normalmente utilizados para corrigir a instabilidade hemodinâmica. No entanto, parece que o uso de noradrenalina é muito mais seguro e menos agressivo do que o uso de outras aminas de efeito alfa (34, 35).

A vascularização terminal do rim e o gradiente de pressão parcial de oxigénio córtico-medular, com uma distribuição muito desigual do fluxo sanguíneo, explicam a sensibilidade do parênquima renal à isquémia (26). Para combater este equilíbrio precário da oxigenação medular, foram descritos vários mecanismos de adaptação (Figura 5):

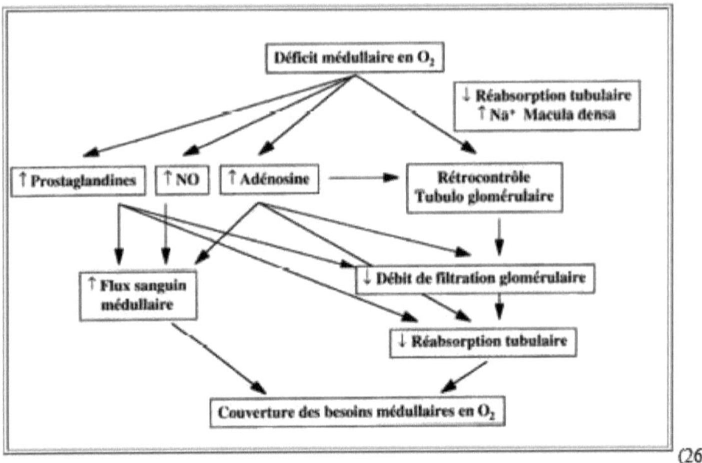

(26)

Figura 5: Regulação da oxigenação da medula renal.

A chave para combater a isquémia renal é gerir a hemodinâmica geral (pressão arterial média) e a hemodinâmica glomerular local.

7.3 Evitar os produtos potencialmente nefrotóxicos :

Num contexto de stress renal permanente (reacções inflamatórias, instabilidade hemodinâmica, falência de órgãos), qualquer stress adicional, nomeadamente tóxico, pode precipitar o aparecimento de uma insuficiência renal aguda. A lesão renal nos cuidados intensivos é principalmente causada por medicamentos (36):

- Anti-inflamatórios não esteróides (AINEs).
- Inibidores da enzima de conversão e antagonistas da angiotensina II
- Aminoglicosídeos.
- Iodo para exames radiológicos.

Os exames adicionais ou a administração de medicamentos potencialmente nefrotóxicos não devem ser adiados se forem essenciais para o tratamento do doente. A utilização de hidratação cristaloide para prevenir a nefropatia associada aos produtos de contraste iodados pode ser idealmente proposta antes da injeção do produto de contraste e 6 horas depois. A N-acetilcisteína e/ou o bicarbonato de sódio não devem ser utilizados para prevenir a nefropatia associada aos produtos de contraste.

A ventilação mecânica pode contribuir para a lesão renal através da combinação provável de vários mecanismos (37)

- Redução do débito cardíaco devido a alterações nas condições de carga do miocárdio.
- Ativação do sistema inflamatório.
- Ativação do sistema renina angiotensina aldosterona.

Nos casos em que a utilização de aminoglicosídeos é essencial, as regras para a sua utilização devem ser respeitadas: administração numa injeção por dia, monitorização dos níveis residuais após uma injeção, administração durante um máximo de 3 dias sempre que possível.
Os AINEs, os ARB2s e os inibidores da ECA devem ser evitados em doentes com risco de IRA.

8. INSUFICIÊNCIA RENAL AGUDA PERIOPERATÓRIA

Não existe consenso na literatura sobre a definição de insuficiência renal aguda perioperatória. Os critérios de diagnóstico KDIGO, que se baseiam nos níveis de creatinina e na diurese, podem ser utilizados para definir a insuficiência renal perioperatória (38).

O período perioperatório é particularmente propenso a lesões renais. A LRA é frequentemente o resultado de vários destes stresses inter-relacionados. Pode ser feita uma distinção entre a LRA de origem hemodinâmica, a LRA mediada pelo sistema inflamatório, a LRA de origem tóxica e a LRA de origem obstrutiva ou "pós-renal".

A lesão pré-renal é frequentemente o resultado de hipovolémia ou de congestão renal. A hipovolémia pode ser "real" ou relativa, ligada a uma vasoplegia induzida por fármacos anestésicos, ou quando é adoptada uma estratégia de enchimento restritiva, ou quando as perdas intra-operatórias são significativas (hemorragia, cirurgia aberta, duração da operação).

A congestão renal está associada a um aumento das pressões de enchimento do lado direito, que afectam a perfusão dos órgãos periféricos (PVC: pressão venosa central).

A IRA perioperatória mediada pela inflamação partilha certas caraterísticas fisiopatológicas com a IRA associada à sépsis. Durante a cirurgia. Esta cascata inflamatória é de origem asséptica, mas alguns dos mediadores expressos têm propriedades nefrotóxicas. Este mecanismo está particularmente bem descrito durante a cirurgia cardiotorácica sob circulação extracorporal. A reação inflamatória exclusivamente local do parênquima renal desempenha um papel importante no desenvolvimento da LRA. Os seus mecanismos fisiopatológicos são complexos e ainda incompletamente compreendidos.

Deve suspeitar-se de envolvimento pós-renal em doentes submetidos a cirurgia urológica ou pélvica (compressão, obstrução, ligaduras ureterais). A lesão orgânica do parênquima devido a necrose tubular pode ser sugerida por hipoperfusão prolongada, hemólise ou utilização de medicamentos ou produtos nefrotóxicos.

O prognóstico da lesão renal perioperatória não é muito claro. Depende dos critérios utilizados para definir a LRA e as falhas viscerais associadas à insuficiência renal.

9. NEFRO-PROTECÇÃO

A utilização de um protocolo de nefroprotecção reduz significativamente a incidência de LRA pós-operatória (39). Algumas das medidas propostas nos protocolos de nefroprotecção, como a avaliação hemodinâmica e a consulta com um nefrologista, são particularmente demoradas, e é difícil prever a sua aplicação sistemática a todos os doentes, independentemente do seu risco individual de LRA. Os protocolos de nefroprotecção podem ser dirigidos preferencialmente a uma população com risco acrescido de desenvolver LRA (Tabela 6):

Quadro 6: Princípios da nefroprotecção

	Medições KDIGO 2012	RFE 2015
HEMODINÂMICA	*-Garantir o estado do volume e a pressão de perfusão: - choque, utilizar cristalóides isotónicos (2B) - Utilizar vasopressores em combinação com enchimento (1C) -Instituir monitorização hemodinâmica e um protocolo de gestão (2C) -Os diuréticos não são recomendados para prevenir a LRA (1B)*	*Enchimento vascular : - Não utilizar hidroxietilamido (1-, forte) - Preferir cristalóides (2+, forte) - Preferir soluções equilibradas (2+, forte) Atualização da MAP : - Nível mínimo: 60 e 70 mmHg (1+, forte) - PAM > 70 mmHg para hipertensos (2+ forte) - Noradrenalina como tratamento de primeira linha para manter os objectivos da PAM (2+, forte) Débito cardíaco : - Monitorizar e otimizar o volume sistólico de ejeção ou os seus derivados (1+, forte) Evitar o excesso de hidrossódio (2+, elevado) Os diuréticos devem ser reservados para o tratamento de a sobrecarga hidrossódica (1-, forte)*

GESTÃO DOS NEFROTÓXICOS	**Produtos nefrotóxicos** : - Parar o mais rapidamente possível **Produtos de contraste iodados** : - Considerar alternativas (NG) - Utilizar doses baixas (NG) - Preferir iso ou hipoosmolar (1B) - Enchimento vascular com NaCl 0,9 % ou bicarbonatos de sódio (1A) - N-acetilcisteína oral e enchimento vascular (2C) **Aminosídeos :** - Evitar a utilização a menos que não existam alternativas (2A) - 1 injeção por dia (2B), monitorização (1A)	**Nefrotóxico :** Não atrasar a realização de testes ou a administração de medicamentos se estes forem necessários para os cuidados do doente (EA forte) Não utilizar AINEs, inibidores da ECA, BRA 2 (EA, forte) **Produtos de contraste iodados :** - Hidratação (cristalóides) antes da injeção, continuada durante 6 a 12 horas (2+, forte) - Não utilizar N-acetilcisteína e/ou bicarbonato de sódio (2-forte) **Aminosídeos** (2+, forte): - 1 injeção por dia
OUTROS	Objetivo de glicemia: 6,1-8,3 mmol/l (2C)	
TRATAMENTO FARMACOLÓGICO	Não recomendado: Fenoldopam (2C), fator natriurético (2C), IGF-1 humano recombinante (1B), N-acetilcisteína (2D), dopamina (1A)	Não recomendado: Bicarbonato de sódio (2-, forte); manitol, dopamina, fenoldopam, fator natriurético atrial, N-acetilcisteína, fator de crescimento semelhante à insulina-1, eritropoietina, antagonistas dos receptores da adenosina (1-, forte)
MONITORIZAÇÃO	Monitorizar os níveis de creatinina e a diurese	Monitorizar os níveis de creatinina e a diurese

10.TERAPÊUTICA

Na presença de uma insuficiência renal aguda, a principal questão que se coloca ao médico responsável pelo doente é a de saber se é ou não necessária uma terapêutica de substituição renal extra (TRE). Até à data, nenhum tratamento específico inverteu claramente o curso da insuficiência renal aguda, apesar dos avanços terapêuticos na gestão da hemodinâmica e do stress (40).

A terapia de substituição extra-renal (TRE) é o único tratamento suplementar realmente disponível. A prescrição de TRE na UTI permanece mal definida; ela é iniciada em 5 a 10% dos pacientes da UTI, e o momento ideal para seu início não foi claramente estabelecido.

Existe um forte consenso sobre a necessidade de iniciar a terapêutica de substituição renal em situações de risco de vida (Tab.10) (31) :

- Hipercalemia.
- Acidose grave.
- Situações de sobrecarga.

Tabela 7: Indicações para o início da terapia de substituição renal.

Indicações para a depuração extra-renal
Inflação de água de sódio : Oligoanúria < 200ml/12h Edema pulmonar resistente ao tratamento médico
Distúrbios hidroelectrolíticos e ácido-base: Hipercaliemia > 6,5 (refractária ao tratamento médico) Disnatremia (<115 ou > 160 meq/l) Acidose metabólica grave Ph < 7,0)
Azotemia > 30 mmol/l com sinais de má tolerância
Algumas intoxicações

(31)

De acordo com os dados actuais da literatura, não existe um momento ideal para interromper a depuração extra-renal, nem é possível recomendar um momento preciso em que a depuração extra-renal deva ser interrompida (40).

A utilização de diuréticos na insuficiência renal aguda com o objetivo de transformar uma insuficiência renal aguda anúrica ou oligo-anúrica numa IRA com preservação da diurese não é recomendada, tendo em conta os dados da literatura médica. Não há efeitos benéficos e, por vezes, há mesmo um efeito deletério na sobrevivência dos doentes em cuidados intensivos (41, 42).

A única indicação para a utilização de diuréticos neste contexto é a associação de sinais de sobrecarga de fluidos com insuficiência renal aguda.

O outro tratamento que pode estar associado à depuração extra-renal, para além do tratamento etiológico, consiste em otimizar a hemodinâmica e evitar o agravamento da lesão renal, evitando os produtos potencialmente nefrotóxicos.

Os seguintes tratamentos não devem ser utilizados para prevenir ou tratar a IRA:

- Manitol,
- Dopamina renal
- N-acetilcisteína,
- Soro bicarbonatado

No caso específico da prevenção da IRA induzida pela rabdomiólise, embora a necessidade de enchimento vascular significativo pareça estar estabelecida (43-4)], a escolha do tipo de solução continua a ser objeto de debate. Existem benefícios teóricos na utilização do bicarbonato de sódio (inibição da vasoconstrição intra-renal, inibição da peroxidação lipídica e redução da cristalização da mioglobina). Este benefício teórico não significa que o bicarbonato de sódio seja superior a outras soluções de enchimento.

A subnutrição em doentes com IRA está geralmente associada a uma elevada incidência de complicações infecciosas, hospitalização prolongada e mortalidade (45). O suporte nutricional para estes doentes com IRA deve ser semelhante ao dos doentes sem IRA, de modo a atingir os mesmos objectivos energéticos, preservar a massa muscular e reduzir a mortalidade (46).

Um aumento da creatinina plasmática superior a 25% do valor basal, seis meses após o ataque renal, e a ausência de dependência de EER num doente após LRA é um critério de não recuperação da função renal. Estes doentes devem ser considerados em risco de desenvolver insuficiência renal crónica. A incidência de insuficiência renal crónica após um ataque agudo é igual a 25,8/100 doentes-ano e a de insuficiência renal crónica terminal é de 6,6/100 doentes-ano. Existe claramente uma ligação entre a lesão renal aguda e o risco de progressão para doença renal crónica.

Os doentes com insuficiência renal crónica correm o risco de desenvolver LRA em doentes com DRC, particularmente devido à falta de reserva renal funcional. As medidas de prevenção da LRA continuam a ser as mesmas que para os doentes sem DRC e baseiam-se principalmente na prevenção ativa e reforçada, com base nos elementos acima referidos. Deve ser dada particular atenção ao controlo dos tratamentos nefrotóxicos ou com eliminação renal.

11. CONCLUSÃO

A IRA perioperatória é uma complicação frequente, particularmente em cirurgia cardiovascular e em cirurgias que envolvem perdas volumétricas significativas. A sua ocorrência está associada a um aumento da morbilidade e mortalidade e do custo do internamento. Na ausência de tratamentos específicos para a IRA, devem ser implementadas estratégias de prevenção e nefroprotecção nos doentes de risco. A disfunção renal deve ser monitorizada através de dois critérios clínico-biológicos: nível de creatinina e taxa de diurese.

As medidas preventivas consistem essencialmente em identificar os indivíduos de risco, gerir a hemodinâmica geral do doente e evitar os produtos nefrotóxicos não essenciais.

12. BIBLIOGRAFIA

1. Metnitz PG, Krenn CG, Steltzer H, Lang T, Ploder J, Lenz K, et al. Effect of acute renal failure requiring renal replacement therapy on outcome in critically ill patients. Critical care medicine. 2002;30(9):2051-8.

2. Nin N, Lombardi R, Frutos-Vivar F, Esteban A, Lorente JA, Ferguson ND, et al. Early and small changes in serum creatinine concentrations are associated with mortality in mechanically ventilated patients. Shock. 2010;34(2):109-16.

3. Mehta RL, Mcdonald B, Gabbai FB, Pahl M, Pascual MT, Farkas A, et al. A randomized clinical trial of continuous versus intermittent dialysis for acute renal failure. Kidney International. 2001;60(3):1154-63.

4. Uchino S, Kellum JA, Bellomo R, Doig GS, Morimatsu H, Morgera S, et al. Acute renal failure in critically ill patients: a multinational, multicenter study. Jama. 2005;294(7):813-8.

5. Ichai C, Vinsonneau C, Souweine B, Canet E, Clec'h C, Constantin J-M, et al. Insuficiência renal aguda no perioperatório e nos cuidados intensivos (excluindo técnicas de depuração extrarrenal). Medicina intensiva. 2017 ;26(6):481- 504.

6. Dieusaert P, Deweerdt L. Guia prático das análises médicas. Lyon Pharmaceutique. 1996;5(47):271.

7. Du Cheyron D, Terzi N, Charbonneau P. Novos marcadores biológicos da insuficiência renal aguda. Réanimation. 2008;17(8):775-82.

8. Lerolle N. Utilização do índice de resistência vascular renal medido por ultrassom Doppler durante o choque sético. Réanimation. 2009;18(8):708-13.

9. Schnell D, Darmon M. Qual é o papel do Doppler renal no tratamento da insuficiência renal aguda? Medicina Intensiva. 2016;25(6):570-7.

10. Radermacher J, Mengel M, Ellis S, Stuht S, Hiss M, Schwarz A, et al. The renal arterial resistance index and renal allograft survival. New England Journal of Medicine. 2003;349(2):115-24.

11. Mostbeck GH, Zontsich T, Turetschek K. Ultrassom do rim: obstrução e doenças médicas. European radiology. 2001;11(10):1878-89.

12. Audren N. O índice de resistência vascular renal e o ensaio da Lipocalina Associada

à Gelatinase Neutrofílica são marcadores de insuficiência renal aguda após cirurgia cardíaca? 2012.

13. Darmon M, Schortgen F, Vargas F, Liazydi A, Schlemmer B, Brun-Buisson C, et al. Precisão diagnóstica do índice de resistência renal Doppler para a reversibilidade da lesão renal aguda em doentes críticos. Medicina Intensiva. 2011;37(1):68-76.
14. Cooper CJ, Murphy TP, Cutlip DE, Jamerson K, Henrich W, Reid DM, et al. Stenting e terapia médica para estenose aterosclerótica da artéria renal. New England Journal of Medicine. 2014;370(1):13-22.
15. Granata A, Zanoli L, Clementi S, Fatuzzo P, Di Nicolò P, Fiorini F. Índice intrarrenal resistivo: mito ou realidade? The British journal of radiology. 2014;87(1038):20140004.
16. Platt JF, Ellis JH, Rubin JM, DiPietro MA, Sedman AB. Sonografia Doppler arterial intrarrenal em pacientes com doença renal não obstrutiva: correlação do índice resistivo com os achados da biópsia. AJR American journal of roentgenology. 1990;154(6):1223-7.
17. Platt JF, Rubin JM, Ellis JH. Acute renal failure: possible role of duplex Doppler US in distinction between acute prerenal failure and acute tubular necrosis. Radiology. 1991;179(2):419-23.
18. Sugiura T, Wada A. O índice resistivo prevê o prognóstico renal na doença renal crónica. Nephrology Dialysis Transplantation. 2009;24(9):2780-5.
19. Parolini C, Noce A, Staffolani E, Giarrizzo GF, Costanzi S, Splendiani G. Renal resistive index and long-term outcome in chronic nephropathies. Radiologia. 2009;252(3):888-96.
20. Onur MR, Cubuk M, Andic C, Kartal M, Arslan G. Role of resistive index in renal colic. Urological research. 2007;35(6):307-12.
21. Youssef DM, Fawzy FM. Valor do índice de resistência renal como marcador precoce de nefropatia diabética em crianças com diabetes mellitus tipo 1. Revista saudita de doenças renais e transplante. 2012;23(5):985.
22. Ishimura E, Nishizawa Y, Kawagishi T, Okuno Y, Kogawa K, Fukumoto S, et al. Anomalias hemodinâmicas intrarrenais na nefropatia diabética medidas por ultrassonografia duplex Doppler. Kidney International. 1997;51(6):1920-7.
23. Masulli M, Mancini M, Liuzzi R, Daniele S, Mainenti P, Vergara E, et al. Medição

do índice de resistência arterial intrarenal para a identificação e previsão da nefropatia diabética. Nutrição, Metabolismo e Doenças Cardiovasculares. 2009;19(5):358-64.

24. Çelebi H, Donder E, Çeliker H. Deteção do fluxo sanguíneo renal com ultrassonografia Doppler em pacientes com cirrose hepática. Arquivos de medicina interna. 1997;157(5):564-6.
25. Joly D. Nefrologia. In: Vernazobres-Grego, editor. Nefrologia ECN. 370. 2013 ed. Paris2013. p. 252.
26. P Jambou SK, D Grimaud. Proteção renal perioperatória. Conferências de atualização SFAR. 1996:p. 209-28.
27. . J-P Haymann, C Vinsonneau , A Girshovich. Insuficiência renal obstrutiva aguda: uma interpretação fisiopatológica. https://doi.org/10.1016/j.nephro.2017.01.008
28. Joannidis M, Metnitz B, Bauer P, Schusterschitz N, Moreno R, Druml W, et al. Acute kidney injury in critically ill patients classified by AKIN versus RIFLE using the SAPS 3 database. Cuidados intensivos
29. Coca SG, Singanamala S, Parikh CR. Doença renal crónica após lesão renal aguda: uma revisão sistemática e meta-análise. Kidney international. 2012;81(5):442-8.
30. Lameire N, editor Quais são as intervenções terapêuticas que permitem assegurar uma proteção da função renal? Annales francaises d'anesthesie et de reanimation; 2005.
31. Klouche K, Sandapa D, Barrau H, Jonquet O. Insuffisance rénale aiguë en réanimation-Prévention et traitement. Réanimation. 2011;20:552-9.
32. Kheterpal S, Tremper KK, Heung M, et al. Desenvolvimento e validação de um índice de risco de lesão renal aguda para pacientes submetidos a cirurgia geral: resultados de um conjunto de dados nacionais. Anesthesiology 2009;110:505-15
33. Schortgen F, Lacherade J-C, Bruneel F, Cattaneo I, Hemery F, Lemaire F, et al. Effects of hydroxyethylstarch and gelatin on renal function in severe sepsis: a multicentre randomised study. The Lancet. 2001;357(9260):911-6.
34. Martin C, Papazian L, Perrin G, Saux P, Gouin F. Norepinefrina ou dopamina para o tratamento do choque sético hiperdinâmico? Chest. 1993;103(6):1826-31.
35. Martin C, Viviand X, Leone M, Thirion X. Efeito da norepinefrina no resultado do choque sético. Critical care medicine. 2000;28(8):2758-65.

36. Dennen P1 DI, Anderson R. Lesão renal aguda na unidade de cuidados intensivos: uma atualização e uma cartilha para o intensivista. Crit Care Med 2010;38 (1):261-75.
37. Pannu N, Mehta RL. Mechanical ventilation and renal function: an area for concern? American journal of kidney diseases. 2002;39(3):616-24.
38. Benchekroune S, Karpati PC, Berton C, et al. Pressão arterial diastólica: um preditor precoce fiável de sobrevivência no choque sético humano. J Trauma 2008; 64:1188-95
39. Céline MONARD , Thomas RIMMELE. Prevenir a insuficiência renal aguda perioperatória. https://doi.org/10.1016/j.anrea.2021.02.003
40. Thomas Rimmelé MD P. Lesão renal aguda. SFAR. 2013.
41. Mehta RL, Pascual MT, Soroko S, Chertow GM, Group PS. Diuréticos, mortalidade e não recuperação da função renal na insuficiência renal aguda. Jama. 2002;288(20):2547-53.
42. Uchino S, Doig GS, Bellomo R, Morimatsu H, Morgera S, Schetz M, et al. Diuretics and mortality in acute renal failure. Critical care medicine. 2004;32(8):1669-77.
43. Bosch X, Poch E, Grau JM. Rabdomiólise e lesão renal aguda. N Engl J Med 2009;361:62-72
44. Scharman EJ, Troutman WG. Prevenção de lesão renal após rabdomiólise: uma revisão sistemática. Ann Pharmacother 2013;47:90-105
45. Uchino S, Kellum JA, Bellomo R, et al. Acute renal failure in critically ill patients: a multinational, multicenter study. JAMA 2005;294:813-818
46. Cano N, Aparicio M, Brunori G, Carrero JJ, Cianciaruso B, Fiaccadori E et al. Diretrizes da ESPEN sobre Nutrição Parentérica: insuficiência renal no adulto. Clin Nutr 2009;28:401-14

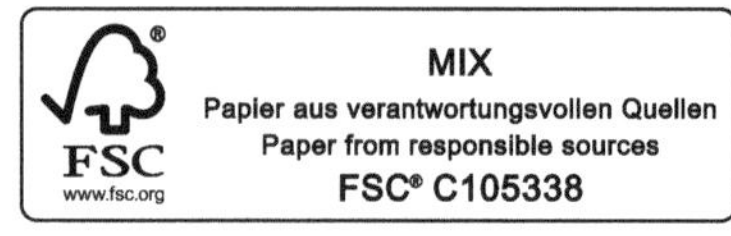

Printed by Books on Demand GmbH, Norderstedt / Germany